Stoffwechsel-Diät Auf Deutsch/ Metabolism Diet In German

ursprüngliche Autor dieses Werkes in irgendeiner Weise als haftbar für Komplikationen oder Schäden angesehen werden kann, die ihnen nach der Aufnahme der hier beschriebenen Informationen widerfahren.

Darüber hinaus sind die Informationen auf den folgenden Seiten nur zu Informationszwecken gedacht und sollten daher als universell betrachtet werden. Wie es ihrer Natur entspricht, werden sie ohne Zusicherung hinsichtlich ihrer verlängerten Gültigkeit oder vorläufigen Qualität präsentiert. Erwähnte Marken werden ohne schriftliche Zustimmung verwendet und können in keiner Weise als Billigung des Markeninhabers angesehen werden.

Inhaltsverzeichnis

Einführung

Wir gratulieren Ihnen zum Kauf vom der vollständigen Stoffwechsel-Diät und danken Ihnen dafür. Die Welt der Ernährung wächst zunehmend, und das Herunterladen dieses Buches ist der erste Schritt, den Sie unternehmen können, um tatsächlich etwas für den Übergang zu einer gesunden Ernährung zu tun. Der erste Schritt ist auch nicht immer der einfachste, weshalb es wichtig ist, die Informationen, die Sie in den folgenden Kapiteln finden, ernst zu nehmen, denn es handelt sich dabei nicht um Konzepte, die sofort in die Tat umgesetzt werden können. Wenn Sie diese Konzepte in ihren Akten aufbewahren, werden Sie froh sein, dass Sie sie zur Hand haben, wenn es an der Zeit ist, sie tatsächlich anzuwenden.

Zu diesem Zweck werden in den folgenden Kapiteln die primären Bereitschaftsprinzipien besprochen, die Sie berücksichtigen müssen, wenn Sie sich jemals entscheiden, realistisch gesehen bereit zu sein, mit einer vollständigen Stoffwechsel-Diät Gewicht zu verlieren und an Gesundheit zu gewinnen. Das bedeutet, dass Sie die Qualität Ihrer Nahrung in Betracht ziehen müssen, einschließlich der möglichen Probleme, die durch ihre Qualität aufgeworfen werden, wie sie am besten in einer Mahlzeit verwendet werden können, und verschiedene Hilfsmittel, die Sie benötigen, um sich auf die bevorstehende Aufgabe zu konzentrieren.

Wenn Sie die Qualität aus dem Weg geräumt haben, werden Sie dann alles lernen, was Sie über die Zubereitung einer Vielzahl von Rezepten wissen müssen, einschließlich üblicher Obst- und Gemüserezepte, aber auch weniger üblicher Gerichte.

Ich freue mich, Sie in der Welt der Diät willkommen zu heißen und Ihnen dabei zu helfen, Gewicht zu verlieren, Ihr Leben zu verändern und ein gesünderer Mensch zu werden.

Kapitel 1: Woche 1

Tag 1

Ricotta-Kuchen mit Birnen

Zutaten:

- 100 g Ricotta
- 50 g Zucker
- 2 Vanillesamen
- 3 Eier
- 1 Packung Backpulver

Zubereitung:

1. Um den weichen Ricotta-Kuchen und die Birnen vorzubereiten, beginnen Sie mit dem Schälen der Birnen. Dann entfernen Sie den zentralen Kern und schneiden sie in kleine Würfel.
2. Legen Sie sie in eine Schüssel mit sehr wenig Zitronensaft, damit sie nicht braun werden. Den Zucker mit dem Ricotta mischen.
3. Dann die Kerne der Vanilleschote hinzufügen. Dann 3 Eier nacheinander hinzufügen und die Mischung weiter verquirlen.
4. Die geriebene Zitronenschale hinzufügen. Das Mehl mit dem Backpulver sieben und unter Rühren mit einem Holzlöffel unter die Masse mischen, bis ein glatter Teig entsteht. Die gewürfelten Birnen unterrühren und mit dem Teig vermengen.
5. Eine Kuchenform von 24 cm Durchmesser einfetten und mit Mehl bestreuen. Den Kuchenteig ausgießen und mit einem Spatel ebnen. Backen Sie den Kuchen bei 180 ° C

(statischer Ofen) für 50 bis 70 Minuten. Wenn der Kuchen auf der Oberfläche zu dunkel wird, mit Alufolie abdecken.

6. Nehmen Sie die weiche Ricotta-Birnen-Torte aus dem Ofen, lassen Sie sie abkühlen, schütteln Sie sie und bestreuen Sie sie vor dem Servieren mit Puderzucker!

Hähnchen und Avocado

Zutaten:

- 100 g Huhn
- 1 Avocado
- ½ Zitrone
- 60 g Öl

Zubereitung:

1. Für das Rezept von Hühner- und Avocadosalat mit Ingwersauce braten Sie das Hühnerfleisch an und legen es in einer Schüssel beiseite.
2. Schälen Sie den Ingwer und reiben Sie ihn. Dann das Ingwerfruchtfleisch in den Händen zerdrücken und den Saft in eine kleine Schüssel gießen; den Saft von 1/2 Zitrone, 60 g Öl, eine Prise Salz und Petersilie hinzufügen und in einem Dippmixer zu einer Sauce verarbeiten.
3. Die Avocado putzen und in Stücke schneiden. Das Hähnchen mit Ingwersauce würzen und mit Avocadobröckchen belegen. Damit es besser schmeckt, können Sie auch die geschälten Zitronensegmente hinzufügen, um einen pikanten Geschmack zu erzielen.

Nudeln mit Brokkoli

Zutaten:

- 150 g Nudeln
- 50 g Brokkoli
- Salz
- Parmesankäse, wenn Sie mögen

Zubereitung:

1. Um Nudeln mit Brokkoli zuzubereiten, müssen Sie zuerst das Gemüse waschen und schneiden. Dann werden sie in einer Pfanne mit Knoblauch und Öl angebraten.
2. In der Zwischenzeit kochen Sie die Nudeln in kochendem Salzwasser. Sobald die Nudeln bissfest sind, abtropfen lassen. Mit dem Brokkoli abschmecken.
3. Alles einrühren und etwas Käse hinzufügen. Dieser Käse gibt Ihrem Gericht den letzten Schliff und verleiht Ihren Nudeln mit Brokkoli mehr Cremigkeit. Erneut mischen. Für die letzten Schritte servieren Sie das Gericht, und wenn Sie es bevorzugen, fügen Sie noch ein wenig Käse hinzu.

Tag 2

Kakao und Minze

Zutaten:

- 100 g Kokosnussbutter
- 50 g Kokosnuss
- 1 Esslöffel Kokosnussöl
- Kakaopulver

Zubereitung:

1. Kakao und Minze sind eine ausgezeichnete Kombination, und sie eignen sich perfekt für eine vollständige Stoffwechselernährung. Lassen Sie uns dieses Rezept sehen.
2. Kombinieren Sie 100 Gramm geschmolzene Kokosnussbutter, 50 Gramm geriebene Kokosnuss, 1 Esslöffel Kokosnussöl und einen halben Teelöffel Pfefferminzextrakt. Gut vermischen und in Windbeutel oder Muffin-Formen füllen, die zur Hälfte gefüllt sind. Zum Aushärten in den Kühlschrank stellen (ca. 15 Minuten).
3. Mischen Sie 2 Esslöffel geschmolzenes Kokosnussöl und 2 Esslöffel Kakaopulver. Holen Sie die Pfefferminzmischung aus dem Kühlschrank und gießen Sie die Kakaomischung in jede Form über die Pfefferminze. In den Kühlschrank stellen, bis die Bomben aushärten.
4. Vor dem Servieren die Bomben aus dem Kühlschrank nehmen und ca. 5 Minuten ruhen lassen.

Caesar-Salat

Zutaten:

- frischer Salat
- Brot
- 10 g Butter
- 1 Ei
- ½ Zitrone
- Parmesankäse

Zubereitung:

1. Um den Caesar-Salat zuzubereiten, waschen, trocknen und fein schneiden Sie den Roma-Salat und legen Sie ihn in eine große Schüssel.
2. Das Brot in Würfel schneiden. Schmelzen Sie die Butter in einer Bratpfanne und gießen Sie die Brotwürfel hinein, bis sie braun und knusprig sind.
3. Bereiten Sie die Sauce mit Hilfe einer Küchenmaschine vor: Gießen Sie das Ei, den Zitronensaft, den weißen Essig, den geschälten Knoblauch und die Worcestershire-Sauce in das Glas der Küchenmaschine; beginnen Sie mit dem Mischen und fügen Sie nach und nach das Öl hinzu, dann spülen Sie, bis Sie eine Konsistenz ähnlich wie Mayonnaise erhalten.
4. Fügen Sie die Würfel Parmesankäse und knuspriges Brot zum Salat hinzu. Dann mit der frisch zubereiteten Sauce abschmecken. Servieren Sie Ihren gut gewürzten und gemischten Caesar-Salat.

Schmackhafte Brötchen

Zutaten:

- 100 g Huhn
- 1 Mozzarella
- Pfeffer
- Salz

Zubereitung:

1. Um Ihre Brötchen zuzubereiten, beginnen Sie damit, die Hähnchenscheiben mit dem Fleischklopfer leicht flachzudrücken. Nehmen Sie eine Hähnchenscheibe und legen Sie eine Scheibe Mozzarella-Käse darauf.
2. Rollen Sie die Scheibe auf sich selbst, um einige Rollen zu erhalten, und fixieren Sie sie mit einem Zahnstocher. Würzen Sie jede Rolle mit einem Rosmarinbüschel. Erhitzen Sie das Öl in einer Pfanne und legen Sie die Rollen darin ein, geben Sie Salz und Pfeffer hinzu und lassen Sie sie insgesamt etwa 15 Minuten kochen. Nach der Hälfte der Garzeit den Saft einer halben Zitrone hinzufügen und verdampfen lassen. Servieren Sie die Brötchen, solange sie noch heiß sind.

Tag 3

Morgendliche Donuts

Zutaten:

- 200 g Mehl
- 1 Packung Backpulver
- 50 g Butter
- 1 Ei
- 50 g Zucker
- Salz

Zubereitung:

1. Für die morgendlichen Donuts mischen Sie zunächst Mehl und Backpulver und sieben Sie alles in einer großen Schüssel.
2. Reiben Sie die Schale einer Orange, die zum Würzen des Teigs dient. In eine andere Schüssel geben Sie die in kleine Stücke zerkleinerte und erweichte Butter, fügen Sie den Zucker hinzu und schlagen Sie die Mischung mit einem elektrischen Mixer zu einer Creme.
3. Zu diesem Zeitpunkt das ganze Ei und das Eigelb bei Raumtemperatur sowie eine Prise Salz hinzufügen. Fahren Sie fort, indem Sie die Mischung mit der Schlagsahne zusammensetzen und die Milch bei Raumtemperatur zusammenfügen. Das Pulver nach und nach mit einem Löffel in die Mischung aus Eiern und Butter geben.
4. Dann mit elektrischem Mixer mischen, bis eine glatte und klumpige Mischung entsteht. Nehmen Sie eine Form für Donuts, buttern Sie den Boden und die Ränder der Form mit einer Küchenbürste ein. Um die gesamte Oberfläche besser zu buttern, eine grundlegende Vorsichtsmaßnahme,

wenn Sie eine dekorierte Form wie die von uns verwendete verwenden. Zum Schluss bestreuen Sie die gesamte Oberfläche der Form mit Mehl.

5. Gießen Sie die Mischung in die Pfanne und glätten Sie die Oberfläche mit einem Spatel oder einem Löffelrücken. Garen Sie die morgendlichen Donuts in einem vorgeheizten Ofen bei 170 Grad 40 Minuten lang. Wenn sie gar sind, nehmen Sie die Donuts heraus und lassen Sie sie abkühlen, bevor Sie sie herausnehmen.

6. In einer Schüssel den Puderzucker mit dem Zimtpulver mischen, dann die Aroma Mischung auf den Kuchen streuen.

Spaghetti mit Zitrone

Zutaten:

- 150 g Spaghetti
- 1 Zitrone
- 10 g Butter

Zubereitung:

1. Um Spaghetti mit Zitrone zuzubereiten, stellen Sie einen Topf mit reichlich gesalzenem Wasser auf den Herd; sobald es kocht, kochen Sie die Spaghetti nach Packungsanweisung.

2. In einer Pfanne die Butter schmelzen lassen, die Zitrone hinzufügen und zwei Minuten umrühren, dann den Saft hinzufügen.

3. In einer separaten Pfanne die Pinienkerne rösten und darauf achten, dass sie nicht anbrennen, dann das Basilikum waschen und trocknen.

4. Die Nudeln mit einem Glas Kochwasser abtropfen lassen, zum Zitronensaft geben und gut vermischen, bis alles vermischt ist.

5. Ricotta und eine Schöpfkelle Kochwasser hinzufügen und gut vermischen, bis eine samtige Creme entstanden ist, die die Spaghetti umhüllt.

Gebratene Sardellen

Zutaten:

- 50 g Sardellen
- 100 g Maismehl
- 1 Mozzarella
- Olivenöl so viel Sie wollen
- Salz

Zubereitung:

1. Die Zubereitung von frittierten Sardellen ist einfach, schnell und für jede Situation geeignet.

2. Wir beginnen mit dem Sieben des Maismehls mit dem Weißmehl und der pulverisierten (sehr fein geriebenen) Zitronenschale.

3. Den grünen Teil der Zucchini in Julienne-Streifen schneiden; mit dem Kartoffelschäler den restlichen Teil abschneiden und zum Schluss dünne Stangen Mozzarella-Käse schneiden. Dann die Sardellen rollen und zum Buch öffnen, trocknen und mit einem Mozzarellakäse-Stäbchen und einigen Zucchinischeiben füllen.

4. Beenden Sie die Zubereitung der gebratenen Sardellen, indem Sie sie schließen und mit einem Zucchiniband umwickeln, in Zitronenmehl wenden und in reichlich

nativem Olivenöl extra braten. Nach dem Kochen empfiehlt
es sich, sie abzutropfen und auf eine Schicht saugfähiges
Papier zu legen. Die gebratenen Sardellen salzen und heiß
servieren.

Tag 4

Haferflocken

Zutaten:

- 100 g Haferflocken
- 1 Ei
- 50 g Mehl
- Schokolade

Zubereitung:

1. Das Hafermehl in einen Mixer geben. In einem großen Topf
   die Butter leicht schmelzen lassen, den Herd ausschalten
   und die Haferflocken hinzufügen und gut vermischen. Die
   Haferflocken in einem Mixer schneiden. In einem großen
   Topf die Butter leicht schmelzen, den Herd ausschalten, die
   Haferflocken hinzufügen und gut vermischen.
2. In einer Schüssel, die mit elektrischen Schlagstiften
   montiert ist, das Ei mit dem Kristallzucker und dem
   Vollzucker verrühren, bis eine gut zusammengesetzte
   Masse entsteht. Das dauert etwa 2 Minuten. Fügen Sie das
   mit Backpulver gesiebte Mehl hinzu und fahren Sie mit dem
   Zusammensetzen fort. Das Hafermehl hinzufügen und mit
   einem Holzlöffel gut verrühren. Zum Schluss die
   Schokolade hinzufügen, wobei ein Teil für die endgültige

Dekoration beiseite gelassen wird, und mischen, bis die Mischung homogen ist.

3. Mit Hilfe eines Teelöffels die Masse auf ein mit Pergamentpapier ausgelegtes Backblech streichen. Kreieren Sie viele kleine Haufen und versuchen Sie, eine runde Form zu erhalten. Sie können mit der Rückseite eines leicht feuchten Teelöffels helfen oder, wenn Sie es genauer wollen, benutzen Sie eine Ausstechform von 5 cm Durchmesser und drücken Sie die Mischung mit einem Teelöffel zusammen, bis Sie so viele Schoten haben, legen Sie die beiseite gelegten Schokoladentropfen auf. Verteilen Sie sie gut, denn sie neigen dazu, sich beim Kochen auszubreiten.

Caprese

Zutaten:

- Salat
- Thunfisch
- Tomaten
- Mozzarella
- Olivenöl 10 gr

Zubereitung:

1. Um den Caprese-Salat mit Thunfisch zuzubereiten, waschen Sie die Tomaten gut, trocknen Sie sie ab und schneiden Sie sie in Keile; schneiden Sie dann den Mozzarella-Käse in nicht zu dünne Scheiben.

2. Lassen Sie den Thunfisch abtropfen, waschen und trocknen Sie die Salate gut ab und legen Sie sie auf eine Servierplatte

in der Mitte, auf die Sie den Thunfisch legen, und um die Tomaten- und Mozzarellascheiben herum.

3. In einer separaten Schüssel eine Mischung aus Kapern, Basilikum und Sardellen zubereiten: Salz und weißen Pfeffer hinzufügen, dann den Balsamico-Essig dazugeben und gut vermischen, bis er sich vermengt.

4. Servieren Sie Ihren Thunfisch-Caprese-Salat mit der frisch zubereiteten Sauce und einem Schuss nativem Olivenöl.

Frischer Salat

Zutaten:

- Baldrian-Salat
- 1 Apfel
- 1 Certosa-Käse
- Salz
- Pfeffer
- Balsamico-Essig
- Öl

Zubereitung:

1. Legen Sie den Baldrian auf den Boden der Untertassen, bedecken Sie ihn mit dünnen Apfelscheiben und kleinen Portionen Certosa Light. Den Speck in kleinen Stücken anbraten und warm auf dem Salat verteilen und mit einer Emulsion aus Öl, Salz, Pfeffer und Balsamico-Essig abschmecken.

Tag 5

Pfannkuchen

Zutaten:

- Backpulver
- 100 g Mehl
- 1 Packung Backpulver
- 2 Esslöffel Sahne
- 2 Esslöffel Milch
- 2 Esslöffel Schokoladencreme
- frisches Obst

Zubereitung:

1. In einer Schüssel das Mehl mit Backpulver und Salz sieben und Zucker, Backpulver und Ei dazugeben. Mit dem Schneebesen mischen
2. Die Milch gießen und weiter rühren, bis der Teig entsteht. Dann einen großzügigen Teelöffel Puddingcreme hinzufügen und gut verrühren. Gießen Sie die Milch ein und verrühren Sie weiter, bis der Teig fertig ist.
3. Für die Sauce: 2 Esslöffel Sahne und 2 Esslöffel Milch hinzufügen und in einem Topf (oder in der Mikrowelle) erhitzen. Je nach gewünschter Dichte mehr Milch hinzufügen und in eine kleine Schüssel geben. Für die Soße: 2 Esslöffel Schokoladencreme und 2 Esslöffel Milch hinzufügen und in einem Topf (oder in der Mikrowelle) erhitzen. Fügen Sie je nach gewünschter Dichte mehr Milch hinzu und gießen Sie diese in eine kleine Schüssel.
4. Die Pfannkuchen nach Belieben stapeln und mit der Haselnusssauce, die mit frischen Früchten garniert ist, servieren.

Spaghetti mit Bottarga

Zutaten:

- 150 g Spaghetti
- 20 g Bottarga
- Salz
- 10 g Butter

Zubereitung:

2. Um Spaghetti mit Bottarga zuzubereiten, kochen Sie die Spaghetti in reichlich nicht zu salzigem Wasser.
3. In der Zwischenzeit den Marsala in einer Pfanne erhitzen, indem man den Alkohol verdampft; vom Herd nehmen und die Butter hinzufügen. Die Spaghetti gut abtropfen lassen und den Marsala und die Butter unterrühren. Die Bottarga, ein Häufchen Paniermehl hinzufügen und gut vermischen.
4. Die Spaghetti mit heißer Bottarga servieren.

Pasta und Mozzarella

Zutaten:

- 150 g Nudeln
- 1 Mozzarella
- 1 Tomate
- Olivenöl
- Kapriolen

Zubereitung:

1. Um Ihre Nudeln mit Mozzarella zuzubereiten, folgen Sie uns in diesen wenigen einfachen Schritten: Nehmen Sie einen Topf mit hohem Rand und kochen Sie die Nudeln.
2. In der Zwischenzeit nehmen Sie den Mozzarella-Käse und schneiden ihn in einer Schüssel in Scheiben.
3. Machen Sie dasselbe mit der Tomate und schneiden Sie sie in Spalten.
4. Nun fügen Sie ein wenig Öl hinzu und für diejenigen, die eine Handvoll Kapern und Sardellenpaste möchten.
5. Sobald die Nudeln gekocht sind, abtropfen lassen und mit den restlichen Zutaten in die Terrine geben.
6. Alles vermischen und mit Basilikumblättern dekorieren.

Tag 6

Brioche ohne Teig

Zutaten:

- 20 g Butter
- 200 g Mehl
- 1 Packung Backpulver
- 100 g Milch

Vorbereitung

1. Diese Brioche ohne Teig ist in 5 Minuten fertig: einfach die Zutaten mit einer Gabel vermengen, 24 Stunden ruhen lassen und dann kochen. Ein minimaler Aufwand für ein tolles Ergebnis! Ausgezeichnet allein oder mit Marmelade, eignet sie sich hervorragend zum Frühstück oder als Zwischenmahlzeit.
2. Die Butter schmelzen und abkühlen lassen. Gießen Sie das Mehl in eine Schüssel, fügen Sie das Backpulver, den Zucker und das Salz hinzu. Rühren, dann die Eier, die geschmolzene Butter und schließlich die Milch untermischen. Zügig mit einer Gabel umrühren, mit der Lebensmittelfolie abdecken und 3 Stunden bei Zimmertemperatur an einem warmen, zugluftgeschützten Ort aufgehen lassen.
3. Nach dieser Zeit den Teig in den Kühlschrank stellen und 24 Stunden ruhen lassen.
4. Bevor die Brioche gebacken wird, lässt man sie einige Stunden bei Raumtemperatur gehen. Den Backofen bei 180 ° C einschalten, den Teig in eine 23 cm lange Kuchenform mit Butter und Mehl füllen. Die Oberfläche mit Milch bepinseln und mit dem Kristallzucker verzieren. Im heißen Ofen etwa 40 Minuten backen.

Hähnchenstreifen

Zutaten:

- 100 g Hühnerbrust
- 50 g Mehl
- 10 g Butter
- Salz
- Pfeffer

Zubereitung:

1. Um die Hähnchenstreifen in Weißwein herzustellen, müssen Sie die Hähnchenbrust zunächst in unregelmäßige Streifen schneiden. Dann legt man sie in eine Schüssel und bestreut sie mit Mehl.
2. Wenn der Vorgang beendet ist, geben Sie die Butter in eine große Pfanne und lassen Sie sie dann bei sehr niedriger Flamme schmelzen. Sobald die Butter geschmolzen ist, fügen Sie die bemehlten Streifen hinzu.
3. An diesem Punkt lassen Sie sie einige Minuten lang auf sehr lebhafter Flamme kochen. Salzen und pfeffern, dann den Weißwein hinzugeben. Das Fleisch zwei Minuten lang kochen lassen. Legen Sie dann den Deckel auf den Topf mit den Hähnchenstreifen, damit die Flüssigkeit verdampft, und schalten Sie den Herd aus, wenn sich die dazugehörige Soße gebildet hat. Beenden Sie die Zubereitung, indem Sie das Gericht vor dem Servieren einige Minuten ruhen lassen.

Käse und Marmelade

Zutaten:

- 4 Käsesorten nach Ihrer Wahl
- Marmelade Ihrer Wahl

Zubereitung:

1. Schneiden Sie 4 Käsesorten aus und legen Sie sie auf die Seiten einer Servierplatte, wobei nur die Körner in der Mitte liegen. Wenn Sie die Möglichkeit haben, stellen Sie auch einen kleinen Becher mit etwas Herbstmarmeladekompost in die Mitte. Dieses Rezept ist ideal für ein feines Abendessen oder als Aperitif mit Freunden.

Tag 7

French Toast

Zutaten:

- 2 Scheiben Brot
- 2 Eier
- 10 g Milch
- 10 g Butter

Zubereitung:

1. Der French Toast ist eine etwas reichhaltigere Lösung, ich verwende normalerweise die klassischen panierten Scheiben, und wenn sie gekocht sind, teile ich sie in zwei Hälften, aber es ist in Ordnung, einfaches, in Scheiben geschnittenes Brot zu verwenden, besser, wenn es getrocknet ist.
2. Schlagen Sie die Eier und die Milch auf, tauchen Sie die Brotscheiben ein und geben Sie sie in die bereits heiße und mit Butter eingefettete Pfanne. Pro Seite ein paar Minuten kochen lassen.
3. Zum Einfrieren verwende ich dasselbe Verfahren wie bei den Pfannkuchen, und ich ziehe es vor, sie den Kleinen einfach mit ein wenig Zucker und Zimt zu bestreuen, der auch eine starke antibakterielle Wirkung hat, vorbeugend gegen die Beschwerden der kalten Jahreszeit.

Trikolore-Salat

Zutaten:

- Frischkäse
- 2 Tomaten
- 2 Zucchini
- Öl
- Salzpfeffer
- 2 Majoran-Blätter

Zubereitung:

1. Um den Trikolore-Salat mit Frischkäse zuzubereiten, schneiden Sie die Tomaten in Spalten und die Zucchini mit einem Gemüseschneider in dünne Streifen.
2. In einer großen Schüssel die Zucchini mischen und mit Öl, Salz, Pfeffer und frischen Majoranblättern würzen. Die Zucchini etwa zehn Minuten im Kühlschrank ruhen lassen. Dann die Tomaten hinzufügen und gut vermischen.
3. Den Käse zusammen mit dem so zubereiteten Gemüse servieren.

Gorgonzola-Omelett

Zutaten:

- 2 Eier
- 100 g Gorgonzola
- Frischkäse
- 10 g Butter
- 100 g Mehl

Zubereitung:

1. Bereiten Sie Ihr Gorgonzola-Omelett vor, indem Sie Eiweiß und Eigelb trennen. Gorgonzolakäse zu den Eigelben geben und mit weißem Pfeffer würzen. Geben Sie eine Prise Salz zum Eiweiß und verquirlen Sie es mit dem Schneebesen.
2. Durch Rühren von unten nach oben vorsichtig in den Frischkäse einarbeiten. Den Ofengrill einschalten. Die Butter in der Pfanne schmelzen.
3. Die Eiermasse einfüllen und einige Minuten bei mittlerer Hitze kochen lassen.
4. Wenn das Omelett im unteren Teil goldfarben ist, schieben Sie es auf einen Teller und legen Sie es unter den Grill, um das Garen zu beenden. Servieren Sie das Omelett Gorgonzola gut gegart, gerade aus dem Ofen.

Kapitel 2: Woche 2

Tag 1

Blätterteig-Bonbon

Zutaten:

- 1 Laib Blätterteig
- Zucker
- eine Prise Zimt

Zubereitung:

1. Rollen Sie einen Blätterteig in einem rechteckigen Teig aus, bestreuen Sie ihn mit Zucker, dem Sie eine Prise Zimt hinzugefügt haben, und rollen Sie ihn mit einem Nudelholz aus, damit der Zucker gut an den Oberflächen haftet.
2. Rollen Sie den Teig von den beiden Seiten bis zur Mitte aus. Das Ergebnis sollten zwei umeinander gewickelte Zylinder sein, die in der Mitte zusammengefügt werden. Schneiden Sie viele Scheiben mit einem Messer mit glatter Klinge.
3. Legen Sie die Stücke auf ein mit Pergamentpapier ausgelegtes Backblech und backen Sie im vorgeheizten Ofen bei 180 Grad.
4. Etwa 15 Minuten oder bis goldbraun backen. Die Blätterteigfächer aus der Pfanne heben, auf den Kopf stellen, abkühlen lassen und servieren.

Curry-Nudeln

Zutaten:

- 150 g Teigwaren
- Salz
- Olivenöl
- 1 Tomate
- 100 g abgetropfter Thunfisch
- 20 g Curry

Zubereitung:

1. Um Curry-Nudeln zuzubereiten, müssen Sie zunächst das Wasser für die Nudeln kochen.
2. Dann fügen Sie Salz hinzu, schmelzen das Salz und gießen die Nudeln.
3. In der Zwischenzeit geben Sie etwas Olivenöl extravergine in eine Pfanne und bräunen dann den zuvor gewaschenen und zerdrückten Knoblauch an. Wenn der Knoblauch blond geworden ist, die gewaschene Tomate hinzufügen, der die Kerne des inneren Wassers entzogen und in Würfel geschnitten wurden.
4. Nun wird alles vermischt, und auch der abgetropfte Thunfisch wird hinzugefügt. Zum Schluss etwa 2 Minuten kochen lassen. Nach der angegebenen Zeit das Curry in einem halben Glas Nudelkochwasser schmelzen lassen.
5. Die Mischung kochen und mischen, bis eine cremige Masse entsteht.
6. Die Nudeln abtropfen lassen und in die Gewürzwanne geben.

Nudeln mit Zucchini

Zutaten:

- 150 g Nudeln
- 2 Zucchini
- 10 g Butter
- Salz
- 100 g Gorgonzola

Zubereitung:

1. Um Nudeln mit Zucchini zuzubereiten, müssen Sie zunächst reichlich Salzwasser kochen. Die Zucchini waschen, trocknen, in Scheiben schneiden und die Zwiebel hacken. Die Butter in einem großen Topf erhitzen, die Zwiebel abgießen und trocknen lassen, dann die Zucchini dazugeben und einige Minuten kochen lassen; mit Salz und Pfeffer würzen.
2. Wenn das Wasser kocht, die Spaghetti einfüllen und sobald sie gebogen sind, mit Hilfe einer Küchenzange abtropfen lassen, wobei darauf zu achten ist, dass das Kochwasser aufbewahrt wird.
3. Die Spaghetti in die Pfanne mit den Zucchini geben und mit 3 Kellen Kochwasser bedecken; den Gorgonzolakäse in Würfel schneiden und beiseite stellen. Wenn die Nudeln gekocht sind und das Wasser vollständig absorbiert ist, die Gorgonzolawürfel hinzufügen, vorsichtig vermischen, bis eine samtige, cremige Sauce entsteht, die die Spaghetti umhüllt; wenn nötig, mit sehr wenig Kochwasser vermischen. Servieren Sie Ihre Nudeln mit warmen Zucchini.

Tag 2

Kakao-Genuss

Zutaten:

- 1 Ei
- 50 g Milch
- Süßstoff
- 10 g Haselnüsse
- 10 g zerkleinerte Kokosnuss
- bitterer Kakao

Zubereitung:

1. Mischen Sie das Eiweiß, die Milch und den Süßstoff. Die Mischung wird in eine Antihaft-Pfanne gegossen, bis sich eine Art Omelett oder Crêpe gebildet hat (nennen Sie es, wie Sie wollen).
2. Nehmen Sie den Crêpe und streuen Sie ihn über die gehackten Haselnüsse und einen Teil der zerdrückten Kokosnuss.
3. Schließen Sie Ihren fächerförmigen Crêpe, streuen Sie ihn über die restliche zerdrückte Kokosnuss und bestreuen Sie ihn mit dem Bitterkakao.

Gnocchi mit Gorgonzola

Zutaten:

- 100 g Gnocchi
- 150 g Gorgonzola
- Salz
- Olivenöl

Zubereitung:

1. Um Gnocchi mit Gorgonzola herzustellen, müssen Sie sich zunächst um die Würzung kümmern. Nehmen Sie eine antihaftbeschichtete Pfanne mit hohem Rand und lassen Sie uns die Butter schmelzen. Sobald die Butter geschmolzen ist, geben Sie den Gorgonzola in eine Pfanne.
2. An diesem Punkt lassen Sie die beiden Zutaten auf kleiner Flamme kochen, damit sie sich miteinander vermischen. Dann mischen wir die Milch weiter zusammen. Alles vermischen. Dann die Sauce mit Salz und Pfeffer abschmecken. Die Mischung unter ständigem Wenden eindicken lassen.
3. Am Ende des Vorgangs widmen Sie sich der Zubereitung der Gnocchi. Bringen Sie das Wasser zum Kochen, salzen Sie und fügen Sie einen Tropfen kaltgepresstes Olivenöl hinzu.
4. Dann die Gnocchi darin kochen. Wenn die Gnocchi an die Oberfläche aufsteigen, abtropfen lassen und mit der zuvor zubereiteten und mit einem Löffel Kochwasser gestreckten Sauce würzen.
5. Sobald sie abgetropft sind, rühren Sie die Gnocchi in eine fertige Sauce ein. Servieren Sie die Gnocchi heiß.

Frischkäse

Zutaten:

- 150 g Gorgonzola
- 150 g Mascarpone-Käse
- 10 Walnüsse

Zubereitung:

1. Zur Herstellung des Frischkäses den Gorgonzola bei Raumtemperatur mit Mascarpone-Käse gut vermischen.
2. Die Hälfte der Walnusskerne hacken, in die Masse geben und umrühren. Dann die Mischung in eine kleine Schüssel geben, mit dem restlichen Teil der Walnüsse dekorieren und im Kühlschrank ruhen lassen. Ihr Frischkäse eignet sich hervorragend zum Bestreichen von geröstetem Brot oder zum Servieren mit in dünne Scheiben geschnittenen Rohkost, Karotten, Selleriestangen oder Zucchini nach Belieben.

Tag 3

Süße Leckerei

Zutaten:

- 100 g Rosinen
- 10 g Butter
- 1 Ei
- 1 Esslöffel Honig

Zubereitung:

1. Die Rosinen im Cointreau etwa 20 Minuten lang einweichen.
2. Die erweichte Butter schaumig rühren, dann das geschlagene Ei und den Honig hinzufügen. Rühren, bis sie cremig ist, dann das Mehl und das Backpulver hinzufügen und zu einem weichen Teig verarbeiten. Die Rosinen auspressen und unter die Masse heben.
3. Aus dem erhaltenen Teig Kugeln formen, die Sie auf ein mit Backpapier abgedecktes Backblech legen und dabei darauf achten, dass die Kugeln einen Abstand voneinander haben.
4. Die Kekse ohne Zucker 15 Minuten lang bei 170 Grad backen. Lassen Sie sie abkühlen, bevor Sie sie aus der Form heben und servieren.

Sardinen

Zutaten:

- 100 g Sardinen
- 1 Zitronenschale
- 1 Zitrone
- Salz
- gehackte Petersilie

Zubereitung:

1. Wie ist es am besten, Sardinen zu konsumieren, um ihre ernährungsphysiologischen Eigenschaften voll auszuschöpfen? Mit einem Spritzer Zitronenschale gebacken kann eine nützliche und gesunde Alternative zur berühmtesten frittierten Version sein, insbesondere bei häufigerem Verzehr.
2. Würzen Sie die Sardinen, indem Sie den Kopf zum Bauch hin abnehmen, um die Eingeweide und die zentrale Wirbelsäule zu entfernen, sie dann unter fliessendem Wasser passieren und in einem Sieb abtropfen lassen. Tupfen Sie sie gut mit saugfähigem Papier ab und legen Sie sie auf einen Backblech, auf das Sie zuvor 1 Esslöffel Öl gegeben haben.
3. Die Schale von 1 unbehandelten Zitrone direkt auf den Sardinen reiben, eine Prise Salz und gehackte Petersilie hinzufügen. Mit dem restlichen Öl bestreuen und bei 200 ° C für 20 Minuten oder bis zum Ende der Garzeit backen. Heiß servieren.

Toast und Bohnen

Zutaten:

- Brot
- Bohnen ohne Schale 100 gr
- 50 g Käse
- Olivenöl
- Salz
- Pfeffer

Zubereitung:

1. Schneiden Sie das Brot in kleine Quadrate und rösten Sie es unter dem Grill. In der Zwischenzeit die Bohnen schälen (auch ihre innere Schale). Schneiden Sie den Käse in Würfel und legen Sie sie in eine große Auflaufform.
2. Bestreuen Sie alles mit Olivenöl extravergine, Salz und Pfeffer nach Belieben und zuletzt, bevor Sie sich auf den Tisch der kleinen Brotcroutons setzen.

Tag 4

Ananas

Zutaten:

- 1 Ananas
- 1 Zitrone
- Ingwer
- 100 g Ricotta

Zubereitung:

1. Die Ananasscheiben in kleine Stücke schneiden, mit Zitronensaft und Ingwer in eine Schüssel geben, umrühren und marinieren lassen.
2. Bereiten Sie in der Zwischenzeit die Ricotta-Creme vor, während Sie mit dem Puderzucker und der geriebenen Zitronenschale arbeiten.
3. Die Sahne schlagen und zur Ricotta-Creme geben, dann 2/3 des Ananassirups hinzufügen. Die Mousse vorsichtig mischen, bis eine glatte und homogene Creme entsteht. In jede Schüssel einen Boden aus Ananasstücken geben. Dann mit der Ricotta- und Ananas-Mousse bedecken.
4. Jede Schüssel mit einigen Ananasstückchen garnieren und vor dem Servieren 1 Stunde im Kühlschrank abkühlen lassen.

Champignoncreme

Zutaten:

- 100 g Steinpilz
- 10 g Butter
- 100 g Mehl
- eine Prise Salz
- gehackte Petersilie

Zubereitung:

1. Um die Champignoncreme herzustellen, müssen Sie die Steinpilze zuerst waschen und putzen.
2. In Scheiben schneiden und mit der Butter anbraten. Dann die Mischung mit dem Mehl bestreuen und mit 1 Liter Wasser aufgießen.
3. Zu diesem Zeitpunkt lassen Sie die Mischung auf dem Herd stehen, bis sich eine dicke Creme gebildet hat (es dauert etwa 15 Minuten).
4. Sobald die Creme die richtige Konsistenz hat, fügen Sie die Sahne, eine Prise Salz und die gehackte Petersilie hinzu. Das Gericht einige Minuten lang weiterkochen lassen. Fügen Sie dann ein wenig Gorgonzola hinzu (die Menge hängt von Ihrem Geschmack ab und davon, wie sehr Sie ein festeres oder delikateres Gericht wünschen).
5. Zum Schluss servieren Sie die Pilzsuppe auf gerösteten Croutons. Wenn Sie möchten, können Sie vor dem Servieren einen Schleier aus Gorgonzola ausbreiten.

Käse

Zutaten:

- 4 verschiedene Käsesorten
- 1 Esslöffel Marmelade oder Senf

Zubereitung:

1. Schneiden Sie die Käse in Streifen und ordnen Sie diese in einem radialen Muster auf einer flachen Platte an. In der Mitte des Tellers je 1 Löffel Marmelade und Senf auftragen.
2. Den Senf mit dem Gorgonzola und die Konfitüren mit den anderen Käsesorten hinzufügen.

Tag 5

Muffin mit Gemüse und Käse

Zutaten:

- Verschiedene Gemüse
- 2 Eier
- 100 g Käse

Zubereitung:

1. Ein superleichtes Low-Carb-Frühstück besteht aus Gemüse, Eiern, Käse und Muffins.
2. Hier ist, wie Sie sie zubereiten können.
3. Besprühen Sie eine Muffin-Pfanne mit etwas Öl. Rührei mit Milch, Käse und Gemüse rühren Gießen Sie ein wenig Mischung in die Muffinform. Backen Sie die Muffins bei 200 Grad 20 Minuten lang.

Fenchelsalat

Zutaten:

- 100 g Fenchelknospen
- 1 Mozzarella
- Knoblauch
- Olivenöl
- Salz
- Essig
- Pfeffer

Zubereitung:

1. Für die Zubereitung des Fenchelsalats müssen die Fenchelknospen zuerst gewaschen, gereinigt und zu Julienne reduziert werden, dann muss der Mozzarella-Käse in Würfel geschnitten werden.
2. Dann widmet man sich den Croutons. Nehmen Sie die Croutons und reiben Sie sie mit den vorher gereinigten Knoblauchzehen ein. Reiben Sie die Scheiben mit den Croutons ein, bis sie vollständig eingetaucht sind.
3. Wenn der Vorgang abgeschlossen ist, legen Sie die Croutons auf den Boden einer grossen Salatschüssel. An diesem Punkt gießen Sie nach und nach langsam das native Olivenöl und den Essig darüber. Sobald das extra native Olivenöl und der Essig gegossen sind, lassen Sie das Ganze einziehen.
4. So gesellt sich zu uns die Julienne des Fenchels. Abschließend mit Salz und Pfeffer würzen. Zum Schluss bestreuen Sie den Salat mit den Käsewürfeln. Abschmecken und servieren.

Gesunder Salat

Zutaten:

- 100 g Salat
- 100 g Käse
- 100 g Brot

Zubereitung:

1. Reinigen und waschen Sie den Salat; nehmen Sie eine Käsesorte, die Sie mögen, schneiden Sie sie in Würfel und schneiden Sie eine weitere in Streifen, die Sie auf den Boden der Salatschüssel legen.
2. Schneiden Sie das Brot in Scheiben und reiben Sie es mit der Knoblauchzehe ein. Alles in die Salatschüssel geben, würzen und servieren.

Tag 6

Donuts

Zutaten:

- 2 Eier
- 50 g Zucker
- 20 g Öl
- 1 Packung Backpulver
- 100 g Mehl
- Vanille-Essenz

Zubereitung:

1. Schlagen Sie die Eier mit dem Zucker auf, bis Sie eine schaumige Masse erhalten. Das Öl, dann das Wasser und die Vanille-Essenz hinzufügen.
2. Das Mehl mit Backpulver und Zitronenschale mischen.
3. Fügen Sie alles in den Teig und fahren Sie fort mit dem Mischen, bis Sie eine homogene Mischung erhalten.
4. Gießen Sie die Mischung in eine geölte Donutform.
5. Backen Sie die Donuts bei 180 ° C in einem vorgeheizten Ofen und lassen Sie sie 40 Minuten oder bis der Zahnstocher nicht fertig ist mit dem Zahnstochertest kochen.
6. Lassen Sie die Donuts im Wasser abkühlen, stürzen Sie sie dann auf eine Servierplatte und bestreuen Sie sie mit Puderzucker.

Lasagne mit Pesto

Zutaten:

- 100 g Pesto
- Salz
- Pfeffer
- Lasagne-Teig
- Béchamelsauce
- 50 g Parmesan

Zubereitung:

1. Um Lasagne mit Pesto zuzubereiten, müssen Sie zunächst eine Schüssel bereitstellen und darin die Bechamel mit Pesto, Salz und schwarzem Pfeffer mischen. Alles mit einem Schneebesen vermischen, um die Bildung von Klumpen zu verhindern.
2. Gießen Sie nun eine kleine Menge der soeben zubereiteten Mischung auf den Boden einer mittelgroßen Pfanne oder einer Auflaufform und ordnen Sie die Lasagneblätter an.
3. Die Nudeln mit dem Pesto und der Béchamelsauce bedecken
4. Gießen Sie über die Lasagne die Bechamelsauce, eine Schicht Käse nach Belieben und, falls gewünscht, etwas geriebenen Parmesan. Auf die gleiche Weise bis zur letzten Schicht vorgehen. Bei 160 ° backen und im Ofen backen, bis die Lasagne mit Pesto leicht goldgelb wird. Wenn die Lasagne gar ist, servieren Sie das heiße Gericht.

Gegrillte Auberginen

Zutaten:

- 150 gr Auberginen
- 1 Mozzarella
- 2 Tomaten

Zubereitung:

1. Die Auberginen grillen und mit Salz und Pfeffer würzen.
   Den Mozzarella-Käse in Stangen schneiden und mit den
   Auberginen die Rollen mit dem Mozzarella darin rollen.
   Schneiden Sie die Tomaten in Spalten, würzen Sie sie und
   servieren Sie die Brötchen mit den Tomaten auf einem
   Servierteller.

Tag 7

Apfel-Leckereien

Zutaten:

- Blätterteig
- 5 Äpfel
- 100 g Zucker
- 50 g Milch
- 20 g Mandelkörner

Zubereitung:

1. Den Blätterteig in 6 Rechtecke schneiden. Die Äpfel schälen und in dünne Scheiben schneiden.
2. In der Mitte jedes Rechtecks des Blätterteigs 6 Apfelscheiben anordnen, die einander leicht überlappen.
3. Den Zucker in einer kleinen Schüssel mit der Milch schmelzen und damit die Ränder des Blätterteigs freibürsten (wenn Sie möchten, können Sie auch ein Ei zum Bestreichen des Blätterteigs verwenden).
4. Schmelzen Sie die Marmelade in einem Topf mit dickem Boden und bestreichen Sie die Oberfläche der Äpfel damit.
5. Jeden Apfelblätterteig mit Mandelkörnern bedecken.
6. Den Teig in einem bereits heißen Ofen backen und bei 180 Grad etwa 10 Minuten garen.
7. Lassen Sie die Apfelplätzchen abkühlen und servieren Sie sie.

Ravioli mit Ricotta und Spinat

Zutaten:

- 2 Eier
- 100 g Ricotta
- 100 g Spinat
- Salz
- Pfeffer
- 200 g Mehl

Zubereitung:

1. Um Ravioli mit Ricotta und Spinat herzustellen, müssen Sie zunächst das Mehl auf dem Backbrett sieben, es in einen Brunnen geben und die geschlagenen Eier, eine Prise Salz und einen Löffel warmes Wasser hineingeben. Alles mit Hilfe einer Gabel verrühren, dann die Zutaten mindestens 10 Minuten lang weiter kneten. Der Teig sollte glatt und elastisch sein.
2. Sobald er fertig ist, nehmen Sie den Teig auf, geben ihm die Form einer Kugel und wickeln ihn in eine durchsichtige Lebensmittelfolie. Lassen Sie den Teig etwa 60 Minuten ruhen.
3. In der Zwischenzeit kümmern Sie sich um die Füllung: reinigen und waschen Sie den Spinat. Dann einige Minuten lang nur mit dem restlichen Waschwasser kochen, dann abtropfen lassen, in den Händen gut ausdrücken und mit der Sichel fein hacken.
4. Zu diesem Zeitpunkt in eine Schüssel geben und den Ricotta-Käse, die Eier, die Muskatnuss, das Salz und den Pfeffer hinzufügen. Alles sorgfältig mischen, bis eine glatte und homogene Masse entsteht.

5. Am Ende des Vorgangs teilen Sie die zuvor zubereiteten Nudeln in vier Stücke und ziehen den Teig mit Hilfe der Maschine in dünne Streifen. Dann legen Sie auf die lange Seite des Streifens kleine Haufen von Ricotta und Spinat in der Grösse einer Kirsche (Sie können mit einem Teelöffel helfen). Legen Sie sie in einem Abstand von 4 Zentimetern voneinander. Sobald der Teigstreifen zum Einlegen der Füllung verwendet wurde, falten Sie die Klappe der freien Nudeln so, dass die Füllungskugeln gut bedeckt sind.

6. Drücken Sie an dieser Stelle mit den Fingern um die Füllung herum, damit die Luft entweichen kann und die Ricotta- und Spinatravioli gut verschlossen sind. Schneiden Sie dann die Ravioli mit dem Zahnrad auf und legen Sie sie, sobald sie fertig sind, auf einen bemehlten Teller.

Avocado-Leidenschaft

Zutaten:

- 1 Avocado
- 1 Ananas
- 100 g Ricotta
- 1 Esslöffel Salz

Zubereitung:

1. Avocado putzen, öffnen und in Scheiben schneiden, Endivie wenden und Ananas und Mango in dünne Scheiben schneiden. Die Endivienblätter auf dem Boden der Servierplatte radial anordnen, dann die Avocado und die Ananas darüberlegen.
2. Mit einer Sauce bedecken, die durch Einweichen des Ricotta-Käses mit Ananassaft oder Wasser und Salz zubereitet wird. Die vorgekochten und geschälten Garnelen in die Mitte legen und kalt servieren.

Schlussfolgerung

Herzlichen Glückwunsch! Und danke, dass Sie es bis zum Ende dieses Buches geschafft haben. Hoffen wir, dass es informativ war und Ihnen alle Werkzeuge an die Hand gegeben hat, die Sie brauchen, um Ihre Ziele zu erreichen, was immer diese auch sein mögen.